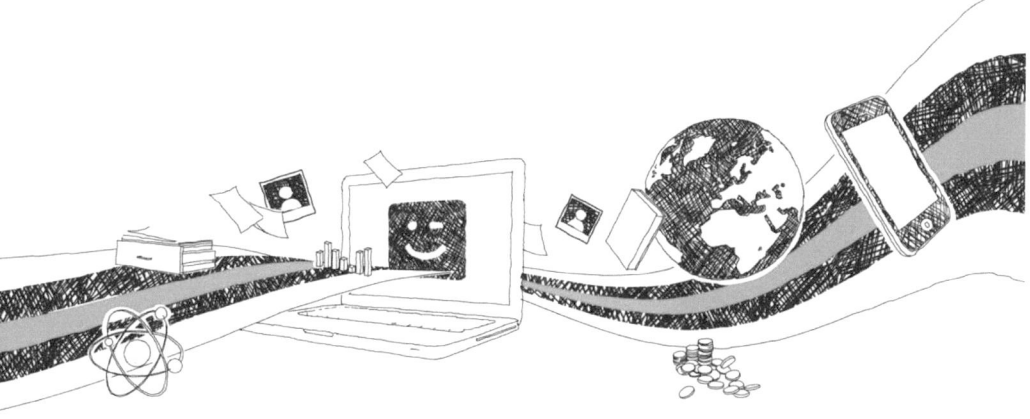
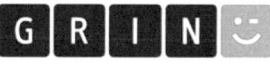

Bibliografische Information der Deutschen Nationalbibliothek:

Die Deutsche Bibliothek verzeichnet diese Publikation in der Deutschen National-
bibliografie; detaillierte bibliografische Daten sind im Internet über http://dnb.d-
nb.de/ abrufbar.

Impressum:

Copyright © 2013 GRIN Verlag, Open Publishing GmbH
Druck und Bindung: Books on Demand GmbH, Norderstedt Germany
ISBN: 9783668245921

Dieses Buch bei GRIN:

http://www.grin.com/de/e-book/334433/case-management-im-krankenhaus-der-
drehtuereffekt-im-managementprozess

Ute Berger

Case Management im Krankenhaus. Der Drehtüreffekt im Managementprozess am Praxisbeispiel

GRIN Verlag

GRIN - Your knowledge has value

Der GRIN Verlag publiziert seit 1998 wissenschaftliche Arbeiten von Studenten, Hochschullehrern und anderen Akademikern als eBook und gedrucktes Buch. Die Verlagswebsite www.grin.com ist die ideale Plattform zur Veröffentlichung von Hausarbeiten, Abschlussarbeiten, wissenschaftlichen Aufsätzen, Dissertationen und Fachbüchern.

Besuchen Sie uns im Internet:

http://www.grin.com/

http://www.facebook.com/grincom

http://www.twitter.com/grin_com

Inhaltsverzeichnis

Einleitung

Als eines der Schlagwörter im Rahmen meiner Fortbildung zum Case Manager ist mir der Begriff „Drehtüreffekt" immer wieder begegnet. Bei diesem Begriff handelt es sich um eine Methapher, welche einen kurzen Wechsel zwischen zwei Situationen beschreibt. Im Gesundheitswesen versteht man darunter die Rückkehr von Patienten in stationäre Einrichtungen und dem damit verbundenen Rückschritt in ein vorhergegangenes Stadium.

Im klinischen Alltag ist es oft so, dass Patienten genau diesen Drehtüreffekt beschreiben und aus vielfältigen Gründen nach kurzer Zeit wieder ins Krankenhaus zurück kehren und stationär behandelt werden müssen. Die Auswirkungen einer solchen Rehospitalisierung können für alle Beteiligten sehr schwerwiegend sein.

Die gestiegenen Anforderungen im gesundheitspolitischen Bereich im Sinne einer Verweildauerkürzung und einer gleichzeitig besseren Versorgungsqualität machen neue Versorgungskonzepte notwendig. Eines dieser Versorgungskonzepte ist das Modell des Case Management.

Case Management als prozessorientiertes Handlungskonzept im Gesundheitswesen soll helfen eine Über-, Unter oder Fehlversorgung von Patienten zu verhindern und mit Hilfe einer Fall- und oder Systembezogenen Arbeitsweise den beschriebenen Drehtüreffekt vermeiden.

Im Rahmen dieser Arbeit wird an einem konkreten Fallbeispiel aus der Praxis der Verlauf eines komplexen Falles und die damit verbundene Rehospitalisierung beschrieben. Ziel der Arbeit ist es, der Frage nachzugehen, ob und wie Case Management als Modell den tatsächlichen Behandlungsverlauf und die damit verbundenen schwerwiegenden Konsequenzen abschwächen oder gar verhindern hätte können. Um diese Frage zu diskutieren wird im ersten Teil der Arbeit zunächst der Fall in Verbindung mit bestehenden Hauptdiagnosen und Hauptproblemen geschildert. Im Zweiten Teil wird die Methode Case Management vorgestellt. Weiterhin werden die einzelnen Arbeitsschritte des Regelkreises mit seinen einzelnen Arbeitsschritten theoretisch erläutert und in die Praxis des Falles übertragen.

Fallbeschreibung Herr R.

Bei Herrn R. handelt es sich um einen 70-jährigen, männlichen Patienten. Herr R. lebte bis zu seinem Krankenhausaufenthalt zusammen mit seiner Ehefrau im gemeinsamen Haus. Herr R. stürzte morgens beim Toilettengang in der Häuslichkeit. Die Folgen dieses Sturzes waren eine traumatische Subarachnoidalblutung, sowie eine Densbasisfraktur.

Als Folge einer früheren Stentimplantation und einer bestehenden chronisch ischämischen Herzkrankheit nahm Herr. R. gerinnungshemmende Medikamente zur Thromboseprophylaxe ein. Nach der operativen Entleerung des Subduralhämatoms und einer Entlastungstrepanation wurde Herr R. auf die neurochirurgische Intensivstation verlegt. Zum Aufnahmezeitpunkt befand sich Herr R. im künstlichen Tiefschlaf mit der Notwendigkeit einer maschinellen Beatmung. Am ersten postoperativen Tag wurde mit der routinemäßigen Beatmungsentwöhnung begonnen. Im Verlauf des Weanings zeigte Herr R. mehrfach kardiologische Auffälligkeiten. Am vierten postoperativen Tag erlitt der Patient einen generalisierten Krampfanfall, welcher medikamentös behandelt wurde. Weiterhin wurde eine tiefe Beinvenenthrombose beidseits diagnostiziert. Daraus resultierend benötigte Herr R. höhere Dosen antikoagulativer Medikamente für einen Zeitraum von mehreren Monaten.

Am neunten postoperativen Tag wurde Herr R. erfolgreich extubiert. Damit war die Phase der Beatmungsentwöhnung abgeschlossen. Der Patient war wach, ansprechbar und kardiopulmonal stabil. Im weiteren Verlauf zeigte Herr R. deutliche neuropsychologische Defizite. Diese äusserten sich vor allem in Desorientiertheit und Aggitiertheit. Aus Dokumentationen der Pflegenden war ersichtlich, dass der Patient häufig unruhig und bettflüchtig war. Dabei bestanden jedoch auch erhebliche motorische Defizite, so dass ein selbstständiges Aufstehen sehr risikoreich war. Nach wenigen Tagen wurden diese Episoden weniger und Herr R. wurde zunehmend klarer. In der Nacht war der Patient jedoch noch immer sehr unruhig und verwirrt. Weiterhin bestanden bei Herrn R. eine brachiofazialbetonte Hemiparese links, eine Dysphagie sowie eine Harn- und Stuhlinkontinenz.

Als Ressourcen sind zu nennen, dass Herr R. durch eine regelmäßige medikamentöse Therapie weitestgehend schmerzfrei war. Seine hirnorganischen Defizite und die daraus resultierenden Unruhezustände konnten medikamentös gut beeinflusst werden und der Patient war darunter meisst gut führbar. Darüber hinaus konnte Herr R. alle Extremitäten gut bewegen und kleinere Lagewechsel führte er selbst durch. Somit verfügte er über einen guten Hautzustand. Der Wundheilungsverlauf gestaltete sich ebenfalls unproblematisch. Sein soziales Umfeld war intakt und er bekam täglich Besuch von Seiner Ehefrau. In Ihrem Beisein zeigte sich Herr R. meisst ruhig, entspannt und weitestgehend kooperativ. Frau R. konnte und wollte zu diesem Zeitpunkt bereits kleinere Aufgaben der Pflege übernehmen (z.B. Hilfestellung bei Nahrungsaufnahme bzw. Kostaufbau) und war sehr führsorglich und verständnisvoll gegenüber Ihrem Ehemann.

Obwohl die erheblichen kognitiven Defizite des Patienten offensichtlich waren und gehäuft vorkamen wurde die Notwendigkeit der vorübergehenden Einsetzung eines gesetzlichen Betreuers für Herrn R. nicht diskutiert oder eingeleitet. Für die Beantragung der rehabilitativen Maßnahmen war dies nicht notwendig. Eine Vorsorgevollmacht war nicht vorhanden.

Am 14. postoperativen Tag wurde Herr R. zur weiteren Therapie und Mobilisation in die planmäßige neurologische Frührehabilitation entlassen. Prognostisch wurde der Zustand des Patienten ärztlicherseits als sehr gut eingeschätzt.

Am 15. postoperativen Tag wurde der Patient erneut auf die neurochirurgische Intensivstation aufgenommen. Herr R. war in der ersten Nacht seines Rehaaufenthaltes über die Bettgitter gestiegen. Dabei kam es zum Sturz aus dem Bett. Herr R. zog sich dabei unter Anderem erneut eine traumatische subdurale Blutung zu. Das Ausmaß dieser Blutung war enorm und bei einer infausten Prognose wurden keine operativen Maßnahmen mehr eingeleitet.

Nach erfolgter Hirntoddiagnostik verstarb Herr R. an den Folgen einer kraniellen Blutung.

Begriffsklärung Subarachnoidalblutung

Als Subarachnoidalblutung bezeichnet man ein krankhaftes Geschehen im Bereich des zentralen Nervensystems. Dabei dringt freies Blut in den mit <u>Liquor cerebrospinalis</u> (Hirnflüssigkeit) gefüllten Arachnoidalraum ein. Die S. wird zum Formenkreis der Apoplexien (Schlaganfälle) gezählt. Dabei werden zwei Arten der S und unterschieden. Die akute SAB ist meisst die Folge von Fehlbildungen der blutversorgenden Hirngefäße.

„…(akute) Blutung in den Subarachnoidalraum zwischen Arachnoidea und Pia Mater…" [1]

Als weitere Sonderform ist die traumatische SAB zu nennen. Diese Art der Blutung wurde bei Herrn R. diagnostiziert. „Nicht selten kommt es bei Schädel-Hirn-Traumen zu einer, dann aber traumatischen, SAB. Bei ca. 15–20% der SAB-Patienten lässt sich trotz intensiver Suche mit allen zur Verfügung stehenden Untersuchungsmethoden keine Blutungsursache feststellen…" [2]

„Traumatische Subarachnoidalblutungen (SAB) treten bei bis zu 50% der SHT-Patienten auf… das SHT ist der häufigste Grund für Mortalität und Morbidität des Erwachsenen unter

---

[1] Arne Schäffler, Nicole Menche, Ulrike Bazlen, Tilman Kommerell (Hrsg.) Pflege Heute Lehrbuch und Atlas für die Pflegeberufe; Ulm; Stuttgart; Jena; Lübeck: Gustav Fischer 1997, Seite 1233

[2] W. Wilhelm (Hrsg.),Praxis der Intensivmedizin, Springer Heidelberg 2011, S.578

dem 45. Lebensjahr, und bis zu 20% der Erwachsenen nach einem SHT bleiben schwer behindert..." [3]

Hirnorganische Psychosen

Die Aufgabe der Pflegefachkräfte auf interdisziplinären Intensivstationen ist es, Patienten in krisenhaften und akuten Krankheitszuständen zu betreuen. Dabei ist es oft zu beobachten, dass vor allem bei Patienten nach Schädel-Hirn-Traumen oder intrakraniellen Blutungen es im Krankheitsverlauf zu teilweise ausgeprägten hirnorganischen Psychosen kommt." Das Schädel-Hirn-Trauma (SHT) ist die häufigste Ursache traumatischer Psychosyndrome, gefolgt von spontanen intrazerebralen Blutungen." [4]

Am Fallbeispiel ist ersichtlich das diese Problematik auch bei Herrn R. von großer Bedeutung ist.

Je nach Auslösemechanismus werden die Psychosen in zwei Typen eingeteilt. Den endogenen Psychosen stehen die exogenen P. gegenüber. „Bonhoeffer (1917) sprach vom »exogenen Reaktionstypus«, worauf sich noch heute die Unterteilung von endogenen und exogenen Psychosen bezieht. Zu den »exogenen Psychosen« werden alle Zustandsbilder gezählt, die durch eine definierte Substanz (z.B. Drogen) oder ein bestimmtes Ereignis (z. B. Schädel-Hirn-Trauma) zu psychischen Symptomen führen. Endogen bedeutet »aus sich selbst heraus«, d. h. ohne Nachweis eines äußeren Ereignisses." [5]

Eine weitere Untergliederung der organischen Psychosen erfolgt in qualitative sowie quantitative Bewusstseinsstörungen. „Das Bewusstsein ist definiert als die Fähigkeit des Menschen, sich selbst und die Umgebung wahrzunehmen und mit ihr zu kommunizieren... Qualitative Bewusstseinsstörungen betreffen die Inhalte des Denkens wie Orientierungsfähigkeit, Antrieb und Affekt... Hiermit werden Zustände definiert, in denen die Patienten wach, aber wegen Störungen der Aufmerksamkeit, des Denkens und/oder der Affektivität wesens- geändert und ungeordnet erscheinen. Produktive psychopathologische Phänomene wie Unruhezustände, Wahrnehmungsstörungen (Halluzinationen) können

[3] Prof. Dr. Andreas Kampfl, Das Schädel-Hirn-Trauma, Universitätsklinik für Neurologie, Innsbruck, www.intensiv-innsbruck.at/education/sht_kampfl.htm

[4] Jörg M. Fegert, Christian Eggers, Franz Resch, (Hrsg.) Psychiatrie und Psychotherapie des Kindes- und Jugendalters, Berlin, Heidelberg, New York: Springer, 2004 S.346

[5] Jörg M. Fegert, Christian Eggers, Franz Resch, (Hrsg.) Psychiatrie und Psychotherapie des Kindes- und Jugendalters, Berlin, Heidelberg, New York: Springer, 2004, S.346

hinzukommen[…] Grundlage dieser Symptomatik ist eine sekundäre Hirnfunktionsstörung auf dem Boden einer somatischen oder organischen Erkrankung."[6]

Auswirkungen am Fallbeispiel

Wie bereits im Fallbeispiel beschrieben zeigten sich auch bei Herrn R. vermehrt qualitative Bewusstseinsstörungen. Er war im Tagesverlauf meisst sehr unruhig und litt an Halluszinationen. Diese äußerten sich zum Beispiel darin, dass er oft seine Ehefrau oder andere nahe Verwandte zu sehen oder zu hören glaubte, obwohl diese nicht anwesend waren. Meisst wurde Herr R. in diesem Zusammenhang bettflüchtig und versuchte aufzustehen. Zeitlich, örtlich und zur Person war der Patient weitestgehend nicht orientiert. Fragen zur Tageszeit, zum Wochentag oder zum aktuellen Datum konnte Herr R. meisst nur falsch beantworten. Diese Desorientiertheit hatte auch zur Folge, dass Herr R. teilweise misstrauisch gegenüber den an der Betreuung beteiligtem Personal wurde. Aggressivität und Aggitiertheit mit Eigen- und Fremdgefährdung waren die Folge. Wie in der Falldarstellung sowie in den ärztlichen Berichten erwähnt traten diese Episoden vermehrt in der Nacht auf und konnten jedoch medikamentös gut behandelt werden. Aufgrund dieser Episoden kann auf ein erhöhtes Sturzrisiko des Patienten geschlossen werden.

Stürze im Krankenhaus

Eine internationale Definition der ProFaNE Gruppe (Prevention of Falls Network Europe) bezeichnet einen Sturz als „an unexpected event in which the participant comes to rest on the ground, floor, or lower level." übersetzt: „Ein Sturz ist ein Ereignis, in dessen Folge eine Person unbeabsichtigt auf dem Boden oder auf einer tieferen Ebene zu liegen kommt."
Stürze im Krankenhaus sind häufige und unerwünschte Zwischenfälle. Die daraus resulierenden Folgen können schwerwiegend sein und die Dauer sowie den Verlauf eines Krankenhausaufenthaltes maßgeblich beeinflussen.
Abgesehen von den zusätzlichen negativen Folgeerkrankungen eines Sturzgeschehens für den Patienten, kann ein solches Ereignis auch hinsichtlich des Kostenfaktors für die behandelnde Klinik gravierende Auswirkungen haben. Bisweilen stellen Kostenträger Überlegungen, hinsichtlich der Erstattung der dadurch entstandenen Kosten an. Diese Aufwendungen können durch aufwendige Operationen oder notwendige Medikamente bzw. Hilfsmittel nicht

---

[6] W.F. Haupt Organische Psychosyndrome: Eine Synopsis mit kritischer Würdigung. Intensivmed 2008 (7) 369-380

unerheblich und damit ein deutlicher Kostenfaktor für die entsprechende Klinik sein.(Anmerkung des Verfassers)

Aus einer aktuellen Studie zum Sturzgeschehen geht hervor, dass sich über die Hälfte der Stürze vor allem in der Zeit zwischen 22.00 Uhr und 04.00 Uhr ereignen.[7]

Am Fallbeispiel wird ersichtlich welche gravierenden Folgen ein Sturz aus dem Bett mit angebrachten Bettgittern haben kann und wie der Krankheitsverlauf dadurch drastisch verändert wurde.

Im aktuellen Expertenstandard zur Sturzprophylaxe in der Pflege des DNQP heisst es: „Jeder Mensch hat ein Risiko zu stürzen, sei es durch Unachtsamkeit oder bei einer sportlichen Betätigung. Über dieses alltägliche Risiko hinaus gibt es aber Stürze, deren Ursache im Verlust der Fähigkeit zur Vermeidung eines Sturzes liegt und häufig Folge einer Verkettung und Häufung von Risikofaktoren sind[…]Physische Auswirkungen von Stürzen reichen von schmerzhaften Prellungen über Wunden, Verstauchungen und Frakturen bis hin zum Tod."[8]

Risikofaktoren für Stürze werden nach intrinsischen (in der Person liegend) und extrinsischen (ausserhalb der Person liegend) unterteilt. Am aktuellen Fallbeispiel sind mehrere solcher Risikofaktoren offensichtlich. Herr R. zeigte bewegungsbezogene Funktionseinbußen –und einschränkungen durch eine längere Liegedauer sowie bedingt durch die Grunderkrankung und deren Folgen. Weiterhin waren seine kognitiven Fähigkeiten eingeschränkt und es bestand eine Harn- und Stuhlinkontinenz. Desweiteren war es bei Herrn R. in der Krankenvorgeschichte zu einem epileptischen Anfall gekommen und die primäre Ursache für seinen Krankenhausaufenthalt war ebenfalls ein Sturz in der Häuslichkeit. Weiterhin kann sich der Wechsel in eine neue Umgebung ebenfalls ungünstig auf das Erleben und Verhalten des Patienten auswirken und ist somit als extrinsischer Risikofaktor zu betrachten.

Ziel des Expertenstandards zur Sturzprophylaxe in der Pflege ist es diese Risikofaktoren zu erkennen und wenn möglich durch geeignete Maßnahmen zu beeinflussen. Dabei hat sich gezeigt, dass Maßnahmen welche Bewegungseinschränkungen zur Folge haben, nicht geeignet sind um Stürze zu verhindern.

Der Expertenstandard Sturzprophylaxe richtet sich an alle Pflegefachkräfte, die Patienten oder Bewohner[…] in einer Einrichtung der stationären Gesundheitsversorgung oder der Altenhilfe betreuen. Aufgabe der Pflegefachkraft ist der Erwerb aktuellen Wissens, um Patienten mit einem erhöhten Sturzrisiko identifizieren und entsprechende Interventionen einleiten zu

---

[7] Vgl. Danny Weber, Jörg Klewer, Sturzereignisse im Akutkrankenhaus, HeilberufeSCIENCE 2010 (2): 36 – 39

[8] Präambel Expertenstandard Sturz, DNQP 2006

können und bei Bedarf zusätzliche notwendige Strukturen einzufordern und fachlich zu begründen.[9]

Case Management als Methode

Wendt bezeichnet Case Management als eine Methode des Sozial- und Gesundheitswesens, bei der auf Einzelfallebene Hilfen und Unterstützung rational initialisiert werden. Case Management zielt dabei nicht auf Hilfen in Notsituationen ab sondern ist ein länger andauernder Prozeß. Ausgehend von der methodischen Einzelfallhilfe der sozialen Arbeit (case work) entwickelte sich Case Management mit der Notwendigkeit der Prozesssteuerung die über die partnerschaftliche Rolle eine Helfenden gegenüber seines Hilfebedürftigen hinaus ging.[10]

Die Deutsche Gesellschaft für Care und Case Management hat den Begriff ‚Case Management' folgendermaßen definiert:

„Case Management ist eine Verfahrensweise in Humandiensten und ihrer Organisation zu dem Zweck, bedarfsentsprechend im Einzelfall eine nötige Unterstützung, Behandlung, Begleitung, Förderung und Versorgung von Menschen angemessen zu bewerkstelligen. Der Handlungsansatz ist zugleich ein Programm, nach dem Leistungsprozesse in einem System der Versorgung und in einzelnen Bereichen des Sozial- und Gesundheitswesens effektiv und effizient gesteuert werden können."

Somit erhält ein Klient bzw. Patient, welcher durch Case Management betreut wird, nach individueller Absprache seiner Bedürfnisse und Möglichkeiten Hilfen und Unterstützungen die aufeinander abgestimmt sind – mit dem Ziel:

-        Versorgungsbrüche zwischen unterschiedlichen Professionen und Sektoren zu überwinden

-        Fehlallokationen zu vermeiden

-        Unterstützung effektiv und effizient zu gestalten

-        „Egoismen" von Leistungsträgern zu überwinden

-        Hilfeleistungen adressatenbezogen und nicht träger-, professions- oder einrichtungsbezogen zur Verfügung zu stellen[11]

---

[9] Vgl. Expertenstandard Sturz, DNQP , 2006

[10] Vgl. Wendt, W. R. (Hrsg.) Case Management im Sozial- und Gesundheitswesen, Eine Einführung, Lambertus, 1997, S.14

[11] Vgl. Löcherbach, P., Wendt, W. R. (Hrsg.), Standards und Fachlichkeit im Case Management, 2009, S. 12

8

Wendt beschreibt je nach nachdem durch wen der Case Manager eingesetzt bzw. bezahlt wird vier verschiedene Berufsrollen. Die Rolle des Systemagenten, des Kundenanwalts, des Versorgungsmanagers und des Dienstemaklers. In der Rolle des Systemagenten ist der Case Manager Ansprechpartner des Klienten und vertritt die Einrichtung in allen den Einzelfall betreffenden Angelegenheiten.[12]

Den weiteren Ausführungen ist die Rolle des Case Managers als Systemagent zugrunde gelegt.

Case Management Kreislauf theoretisch und im Bezug zum Fallbeispiel

Im Folgenden wird der Ablauf eine Case Management Prozesses zunächst theoretisch erläutert und weiterhin dargestellt wie sich der Verlauf in Begleitung eines Case Managers bzw. unter Anwendung dieser Methode hätte gestalten können.

Identifikation

Dieser Arbeitsschritt beinhaltet die Auswahl von Klienten bzw. Patienten die besondere Hilfen auf psycho-sozialer bzw. medizinisch-pflegerischer Ebene benötigen und von Case Management besonders profitieren können und die Gefahr einer schnellen Wiedereinweisung in ein Krankenhaus hoch ist. Um diesen Zugangsprozess zu gewährleisten, können verschiedene Verfahren zur Anwendung kommen. Aufsuchende Programme („outreach nursing") oder die üblichere Methode der Zu-oder Überweisung durch andere Versorger oder Einrichtungen kommen dabei zum Einsatz. Zunächst werden durch den Case Manager die individuellen Zugangsvoraussetzungen des Klienten/Patienten überprüft. Treffen bestimmte Kriterien zu, wird der Klient/Patient durch den Case Manager in das jeweilige CM Programm eingebunden. Aufnahmekriterien wie Physiologische Instabilität, Mobilitätseinschränkungen bzw. Behinderungen, Mangelnde Selbstversorgungskompetenz aufgrund Störungen der Physiologie/Neurologie, Komplexität der Diagnose, Beteiligung verschiedener Abteilungen/Einrichtungen und/oder Komplexe Entlassungsplanung weisen auf einen erhöhten Versorgungsbedarf hin.[13]

Am Fall des Herrn R. treffen mehrere solcher Kriterien zu und es konnte davon ausgegangen werden dass Herr R. von der Methode Case Management profitiert hätte. Der Arbeitsschritt der Identifikation hätte am aktuellen Fall durch den behandelnden Arzt erfolgen können. Durch regelmäßige Teambesprechungen mit der Pflege sowie anderen an der Behandlung

---

[12] Vgl. Wendt, W. R. (Hrsg.) Case Management im Sozial- und Gesundheitswesen, Eine Einführung, Lambertus, 1997, S.145- 146

[13] Vgl. Ewers/ Schaeffer, (Hrsg.) Case Management in Theorie und Praxis, Huber,2005, S.74-75

beteiligten Berufsgruppen hätte er Kenntnis über die bestehenden Defizite des Herrn R. Nach dem Kölner Modell hat hier „der behandelnde Arzt nun die Aufgabe, über die Case Manager frühzeitig die aus seiner Sicht zu regelnden Erfordernisse der weiteren ambulanten und /oder rehabilitativen ärztlichen und pflegerischen Versorgung zu benennen und so an die entsprechenden Institutionen weiterzugeben."[14]

Assessment

Bei diesem Schritt wird ein ausführlicher Prozess beschrieben, in dem unter Verwendung von verschiedenen, bereichsbezogenen Instrumenten der momentane Status des Patienten beurteilt wird. Durch die ausführliche Befragung des Patienten bzw. seiner Angehörigen und weiterer an der Behandlung beteiligter Personen und Berufsgruppen können Versorgungsbedürfnisse und vorhandene Ressourcen ermittelt werden. Der Assessmentprozess spielt für das Case Management eine besondere Rolle. Die gesammelten Informationen dienen als Grundlage zur Erarbeitung des bedarfsgerechten und individuellen Versorgungsplanes.[15]

Als klinisches Assessmentinstrument findet der Barthel-Index eine weite Verbreitung. Mit dessen Hilfe lassen sich die wichtigsten Alltagsaktivitäten eines Patienten einschätzen. Er dient auch zur Beurteilung eines Rehabilitationsverlaufes. Andere wichtige Fähigkeiten und Fertigkeiten im kommunikativen oder kognitiven Bereich werden durch dieses Instrument nicht erfasst. Im klinischen Alltag wird deshalb für schwer betroffene Patienten die Erweiterung des Barthel – der Frühreha- Barthel -Index (FRB) von Schönle angewandt.

Hierbei werden auch schwerwiegende Einschränkungen im Bereich der Pflege und /oder der Therapie berücksichtigt. [16]

Im Falle des Herrn R. wurde ebenfalls der Früh-Reha-Barthel-Index angewandt und in Verbindung mit der Beantragung der Rehabilitation nur einmal erhoben. Veränderungen des Patientenstatus im Verlauf wurden daher nicht mehr erfasst. Der FRB berücksichtigt zwar in zwei Punkten Verhaltens- und Orientierungsstörungen, geht aber nicht detailliert auf dadurch bedingte Risiken (z.B. Sturz) ein. Somit konnten die spezifischen Defizite des Patienten in Bezug auf sein Sturzrisiko nur unzureichend erfasst werden. Möglicherweise konnten aufgrund dieser lückenhaften Einschätzung die notwendigen Maßnahmen zur

---

[14] Vgl. Bostellaar, Pape, (Hrsg.) Case Management im Krankenhaus, Aufsätze zum Kölner Modell, Schlütersche Verlagsgesellschaft, 2008 S. S.90

[15] Vgl. Ewers/ Schaeffer, (Hrsg.) Case Management in Theorie und Praxis, Huber,2005, S.76

[16] Vgl. G.Nelles,(Hrsg.) Neurologische Rehabilitation, Thieme, 2004, S.38

Sturzprophylaxe im Bereich der weiterführenden Rehaeinrichtung nicht oder nur unzureichend getroffen werden.(Anmerkung des Verfassers)

Um diesem Umstand entgegenzuwirken kam es im Kölner Modell zu einer Neuentwicklung eines Assessmentinstrumentes , mit dem der Status des Patienten erhoben werden konnte sowie gleichzeitig die bestehenden Risiken und der Pflegeaufwand eingeschätzt werden konnte.

Dieses Instrument – das KAI-BI ist an der Uniklinik Köln seit 2005 im Einsatz und wird weniger als eine gänzliche Neuentwicklung beschrieben. Vielmehr handelt es sich hierbei um eine Komposition mehrerer verschiedener Assessmentinstrumente.[17]

Um damit das Sturzrisiko eines Patienten einzuschätzen wird das STRATIFY Assessment genutzt. „Das Screening dient im KAI daher zur Triggerung eines Alarmzeichens, das ein potenzielles Risiko in diesem Bereich signalisiert, welches dann genauer abzuklären wäre."[18]

Für Herrn R. wäre die genaue Einschätzung seines Sturzrisikos dahin gehend entscheidend gewesen als dass weiter führende Maßnahmen zur Sturzprophylaxe hätten eingeleitet werden können. Durch die ungenügende Einschätzung mittels des FRB konnte der tatsächliche Status des Patienten nicht genügend beschrieben werden. Dies hatte dementsprechende Auswirkungen auf die Maßnahmen welche innerhalb der weiterbehandelnden Institution durchgeführt bzw. nicht durchgeführt wurden.

Entwicklung eines Versorgungsplanes

Als Basis zur Erstellung eines Versorgungsplanes dienen die Informationen aus dem Schritt des Assessment. Durch deren Kenntnis sowie durch die Mitarbeit und Kooperation des Patienten und seinem sozialen Umfeld folgt die Erstellung als auch die schriftliche Dokumentation des Versorgungsplanes. Dabei werden durch den Case Manager kurz- als auch langfristige Versorgungsziele formuliert. Diese Ziele sollten SMARTe Anforderungen erfüllen d.h. sie sollten spezifisch, messbar, angemessen, realisierbar und terminierbar sein. Mit diesen Zielen werden durch den Case Manager Hilfeleistungen geplant und dafür geeignete Angebote ermittelt.[19]

Am Fallbeispiel kann als zentrales langfristiges Ziel die neuropsychiatrische Stabilisierung im anfänglichen Rehabilitationsverlauf und die damit verbundene Minimierung des Sturzrisikos

[17] Vgl. Bostellaar, Pape, (Hrsg.) Case Management im Krankenhaus, Aufsätze zum Kölner Modell, Schlütersche Verlagsgesellschaft, 2008,S.127

[18] Vgl. Bostellaar, Pape, (Hrsg.) Case Management im Krankenhaus, Aufsätze zum Kölner Modell, Schlütersche Verlagsgesellschaft, 2008 S.129-130

[19] Vgl. Löcherbach, P., Wendt, W. R. (Hrsg.), Standards und Fachlichkeit im Case Management, 2009, S. 213

des Herrn R. gesehen werden. Aus der Fallbeschreibung geht hervor, dass sich die Gegenwart der Ehefrau des Patienten sehr günstig auf sein Erleben und Verhalten auswirkte. Ihre ständige Anwesenheit als Begleitperson hätte sich somit ebenfalls günstig auf den Rehabilitationsverlauf ausgewirkt. Im Rahmen eines Rooming-in hätte Sie als nahe Bezugsperson auf die nächtlichen Unruhe-und Verwirrtheitszustände Ihres Mannes einwirken können. Die damit verbundene mögliche Unterbringung innerhalb einer Normalstation hätte auch die Wiederherstellung eines geregelten Tag/Nachtrhythmus, welcher durch den Aufenthalt auf der Intensivstation erheblich gestört war, fördern können.

Im Hilfeplangespräch mit der Ehefrau sollte geklärt werden ob diese Maßnahme möglich ist und von Ihr geleistet werden kann.

Als weiterer Aspekt, den Hilfeplan betreffend, sollte die vorübergehende Einsetzung eines gesetzlichen Betreuers für Herrn R. als Maßnahme diskutiert werden. Aus dem Fallbeispiel geht hervor dass dies bisher nicht geschehen ist.

Weitere Hilfeleistungen zur Beeinflussung der motorischen, sensorischen und neuropsychiatrischen Defizite müssen ebenfalls formuliert werden und vom interdisziplinären Team, das heißt Ärzte, Physiotherapeuten, Ergotherapeuten, examinierte Pflegekräfte geleistet werden. Die detaillierte Aufführung dieser Maßnahmen soll nicht Gegenstand dieser Arbeit sein. (Anmerkung des Verfassers)

Implementation des Versorgungsplans - Intervention

Mit Zustimmung des Patienten/Klienten sowie seinen Angehörigen steht hier die Umsetzung des gemeinsam erarbeiteten Hilfeplans im Vordergrund. Geeignete Hilfeleistungen werden vermittelt und durchgeführt.[20] Dabei leistet der Case Manager die Hilfen nicht selbst sondern führt sie zusammen, koordiniert und lenkt den Ablauf und wird in der Regel nicht direkt in die Leistungserbringung involviert.[21]

Bezüglich des Fallbeispiels steht hier bei der Beantragung der Rehabilitationsmaßnahme die notwendige gleichzeitige Aufnahme der Begleitperson im Vordergrund. Die Mitaufnahme einer Begleitperson während einer stationären Behandlung wird von der Krankenkasse bezahlt, wenn sie aus medizinischen und therapeutischen Gründen notwendig ist. (§ 11 Abs. 3 SGB V)

---

[20] Vgl. Löcherbach, P., Wendt, W. R. (Hrsg.), Standards und Fachlichkeit im Case Management, 2009, S. 82

[21] Vgl. Wendt, W. R. (Hrsg.) Case Management im Sozial- und Gesundheitswesen, Eine Einführung, Lambertus, 1997, S. 124

Die Einsetzung eines gesetzlichen Betreuers hätte bereits in der Akutphase seines Krankenhausaufenthaltes erfolgen können. Schon nach Beendigung der maschinellen Beatmung war ersichtlich dass die kognitiven Fähigkeiten des Patienten erheblich eingeschränkt waren und er aufgrund dessen seine Angelegenheiten nicht mehr angemessen regeln konnte.

Monitoring und Re-Assessment

Nach der Implementation des vereinbarten Versorgungsplanes ist es nun Aufgabe des Case Managers den gesammten Verlauf der Versorgung zu überwachen und festzustellen ob auch im Falle eines wandelnden Bedarfes des Patienten/Klienten den Inhalten des Planes noch kontinuierlich und umfassend entsprochen wird. Um dieser Aufgabe gerecht zu werden ist er auf die intensive Zusammenarbeit mit dem Leistungsempfänger, seinem sozialen Umfeld als auch der entsprechenden Leistungserbringer angewiesen.

Ziel des Monitoring's in Verbindung mit dem Re-Assessment ist es, ungeeignete Hilfen oder Maßnahmen festzustellen und zu verhindern. Dabei ist es häufig so, dass durch einen Rückblick auf eine vorhergehende Stufe des Case Managementkreislaufes neue Leistungsanbieter hinzu kommen können und Versorgungspläne und damit Ziele verändert oder neu formuliert werden.

Die Höhe der Patienten/Klientenzufriedenheit dient dabei als wichtiger Indikator zur Beurteilung der Dienstleistungsqualität.[22]

Da am Fallbeispiel der Case Manager als Systemagent begriffen wird konzentriert sich seine Rolle in erster Linie auf die Belange seiner Einrichtung. Im Kölner Modell überwacht der Case Manager permanent die Behandlungsabläufe sowie die Dokumentation und informiert sich in täglichen Briefings mit dem Interdisziplinären Team über den Gesundheitszustand des Patienten. Bei Veränderungen oder Komplikationen wird im Gespräch mit dem Patienten der Hilfebedarf neu ermittelt oder angepasst. Somit kann der Case Manager mithilfe des Ihm zur Verfügung stehendem Netzwerkes schnell reagieren.[23]

Im klinischen Alltag ist es nicht selten, dass sich Zustände bezüglich der kognitiven Fähigkeiten eines Patienten schnell verändern. Oft ist es so, dass bereits nach einer Nacht in der der Patient ausreichend geschlafen hat, Verwirrtheits- und Unruhezustände deutlich weniger werden und der Patient besser in der Lage ist seine Situation reell einzuschätzen.

---

[22] Vgl. Ewers/ Schaeffer, (Hrsg.) Case Management in Theorie und Praxis, Huber,2005, S.77-78

[23] Vgl. Bostellaar, Pape, (Hrsg.) Case Management im Krankenhaus, Aufsätze zum Kölner Modell, Schlütersche Verlagsgesellschaft, 2008,S.63

Wäre dies bei Herrn R. der Fall gewesen hätten im Schritt des Monitoring's veränderte Hilfsmaßnahmen besprochen werden können. Die Notwendigkeit einer Begleitperson wäre auch im Hinblick des Kosten-Nutzenfaktors neu diskutiert worden. Diese positive Entwicklung ist bei Herrn R. jedoch nicht eingetreten und soll nur verdeutlichen inwieweit Monitoring und Re-Assessment auf die Einzellfallebene einwirken können. (Anmerkung des Verfassers)

Evaluation und Abschluss

Als Evaluation wird ein Prozess bezeichnet, der einschätzt was geschehen oder eingetreten ist. Mithilfe verschiedener Verfahren kann diese Einschätzung erfolgen. Auf Systemebene werden durch ein Qualitätsmanagement die Art des Vorgehens oder das Einhalten von Standards evaluiert. Selbstevaluation (durch den Handelnden selbst) oder Fremdevaluation (Einschätzung von Extern) kommt dabei zu Einsatz. Im Bereich der Einzelfallhilfe schätzt der Hilfebedürftige (Patient/Klient) zunächst ein was Ihm die Hilfe gebracht hat.[24]

Mit der Überleitung in die Rehaklinik endet am aktuellen Fallbeispiel die Zuständigkeit des Case Managers als Systemagent. In einem abschließenden persönlichen Gespräch mit Frau R. und soweit möglich mit Herrn R. wird überprüft inwieweit vereinbarte Ziele erreicht wurden und welcher Hilfebedarf noch besteht. Dabei werden auch ambulante Wiedervorstellungstermine vereinbart.[25]

Da mit der weiterbehandelnden Einrichtung ein Kooperationsvertrag besteht, wäre es im Falle des Herrn R. sinnvoll gewesen innerhalb eines festgesetzten Zeitrahmens Informationen über den Rehaverlauf zu erhalten. Dies hätte durch telefonische Kontakte mit dem weiterbehandelnden Arzt bzw. dort arbeitenden Case Managern ermöglicht werden und zur Evaluation beitragen können.

Schlussbetrachtung

Die Leitfrage, ob und durch welche Möglichkeiten des Modells Case Management der folgenreiche Sturz des Herrn R. verhindert hätte werden können, wurde in dieser Ausarbeitung am aktuellen Fallbeispiel untersucht. Hierbei ist ersichtlich, dass vor allem im Bereich des Überleitungsmanagement sowie der Risikoeinschätzung erhebliche Versorgungslücken auftraten. Durch die Begleitung eines Case Managers in der Rolle des

---

[24] Vgl. Wendt, W. R. (Hrsg.) Case Management im Sozial- und Gesundheitswesen, Eine Einführung, Lambertus, 1997, S. 127

[25] Vgl. Bostellaar, Pape, (Hrsg.) Case Management im Krankenhaus, Aufsätze zum Kölner Modell, Schlütersche Verlagsgesellschaft, 2008,S.63

14

Systemagenten hätte diese Fehl- bzw. Unterversorgung und damit der folgenreiche Sturz des Patienten verhindert werden können.

Im diesem Bereich wird ersichtlich welche wichtige Rolle Case Management auch auf der Systemebene spielen kann. Die Implementierung und Überwachung der Durchführung erarbeiteter Expertenstandards hat hierbei eine wichtige Bedeutung. Hierbei wird deutlich dass am Fallbeispiel der Expertenstandard Sturz nur unzureichende Beachtung fand und offensichtlich nicht ausreichend implementiert war bzw. durchgeführt wurde. Wäre dies der Fall gewesen wäre das Sturzrisiko des Patienten möglicherweise reell eingeschätzt und entsprechende geeignete Maßnahmen durchgeführt worden.

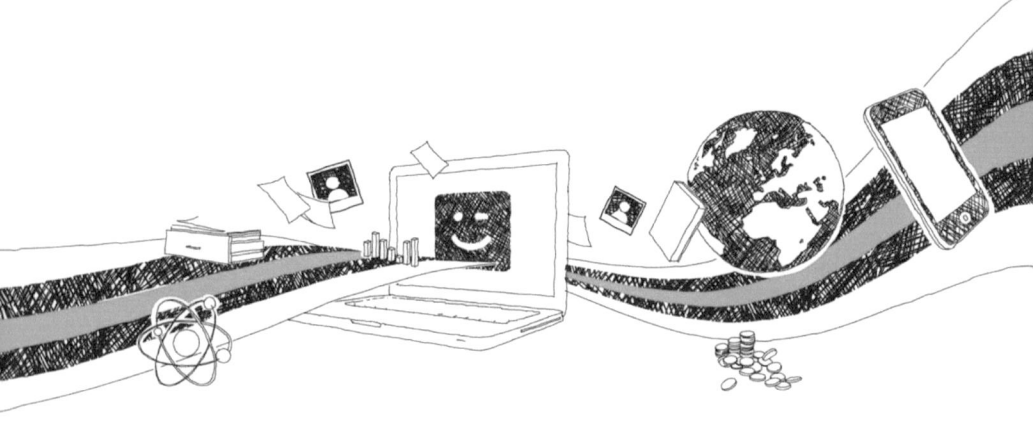
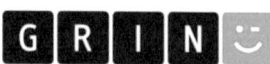